麻醉学本科生临床实践
规范化培训手册

主 编 邵建林 彭沛华 刘 曼
主 审 王昆华 梁红敏

U0397756

世界图书出版公司

上海·西安·北京·广州

图书在版编目（CIP）数据

麻醉学本科生临床实践规范化培训手册 / 邵建林，彭沛华，刘曼编著．—上海：上海世界图书出版公司，2016.7

ISBN 978-7-5192-1310-7

Ⅰ．①麻…　Ⅱ．①邵…　②彭…　③刘…Ⅲ．①麻醉学–医学院校–教学参考资料　Ⅳ．①R614

中国版本图书馆CIP数据核字（2016）第116279号

麻醉学本科生临床实践规范化培训手册

主　　编　邵建林　彭沛华　刘　曼

责任编辑　魏丽沪

出版发行　上海世界图书出版公司

地　　址　上海市广中路88号　　　www.wpcsh.com.cn

电　　话　021-36357930　　　　　www.wpcsh.com.

邮政编码　200083

经　　销　各地新华书店

印　　刷　上海景条印刷有限公司　　如发现印装质量问题

开　　本　787×960　1/32　请与印刷厂联系021-59815621

印　　张　3.25

字　　数　40千字

版　　次　2016年7月第1版

印　　次　2016年7月第1次印刷

书　　号　ISBN 978-7-5192-1310-7/R·370

定　　价　28.00元

主　编	邵建林	彭沛华	刘　曼	
副主编	杨文燕	陈文栋	李媛华	常　远
主　审	王昆华	梁红敏		
审　阅	况　铣	莫治强	罗用宇	衡新华

编　委（按姓氏拼音为序）

毕　春	常　远	陈华梅	陈　燕
丁妮娜	段战涛	方　育	高　明
桂雪芹	韩志鹏	黄　洁	黄　婧
李　晋	李俊明	梁荣毕	刘　燕
刘　瑜	龙茹华	马　莉	钱金桥
乔　飞	秦海燕	秦婷婷	苏彦伊
孙东江	孙　翔	谭　莹	汪　珺
王　栋	王　雁	王燕琼	杨　娟
杨　堃	杨　伟	杨玉桥	姚家祥
袁　源	曾卫军	展　希	张　琦
赵国良	赵浩群	郑华容	钟　颖
周梦娇	周银燕		

作者简介

主　编：

邵建林　昆明医科大学第一附属医院
　　　　　麻醉科主任

彭沛华　昆明医科大学第一附属医院
　　　　　麻醉科副主任

刘　曼　昆明医科大学第一附属医院
　　　　　麻醉科副主任

主　审：

王昆华　昆明医科大学第一附属医院院长

梁红敏　昆明医科大学第一附属医院副院长

目 录

第二部分　操作规范

第三部分　术中特殊事件处理

第四部分 手术后处理

第五部分 参考资料

第一部分

麻醉前访视与评估

1.1 术前访视

1.1.1 复习病历，了解患者的一般情况

现病史。

既往史。

个人史(月经/生育史)。

过敏史。

手术麻醉史。

1.1.2 查阅患者的检查资料是否齐全

三大常规。

心电图。

X线检查。

CT检查。

MRI检查。

肝肾功能。

电解质。

凝血功能。

B超。

心脏超声。

1.1.3 麻醉评估及处理

评估患者心肺等重要器官的功能。

评估气管。

明确ASA分级。

合并症的治疗情况。

特殊情况与术者及时沟通。

特殊专科情况请相关科室会诊。

填写术前访视评估表,确定麻醉方法。

1.1.4 与患者及家属谈话

麻醉注意事项及风险。

术前禁食、禁饮。

有创性操作、特殊监测。

术后镇痛。

医保相关麻醉药物、耗材。

术毕（返回PACU、ICU、病房）。

患者及家属签署麻醉风险知情同意书。

（赵国良 邵建林）

1.2 麻醉记录

按要求填写麻醉术前访视评估表、签署麻醉风险知情同意书。

1.2.1 填写麻醉记录单

记录患者一般资料、拟行手术名称等。

1.2.1.1 麻醉前记录

麻醉前用药的剂量、给药途径、给药时间。

患者入手术室时间。

开放静脉时间。

开始麻醉准备时间。

1.2.1.2 麻醉过程记录

生命体征监测。

麻醉开始时间。

麻醉用药剂量、给药方法及给药时间。

椎管内阻滞、神经阻滞时的穿刺部位和麻醉

阻滞平面。

全身麻醉应记录插管时间、插管途径、导管型号、双腔支气管导管、喉罩等。

术时患者体位和术中体位改变情况。

手术开始时间。

麻醉过程输注的液体、血制品种类和量。

术中重要的手术操作步骤。

术中特殊情况和意外。

1.2.2　手术结束时记录

手术名称和术后诊断。

输液、输血总量、麻醉药总用量。

术中尿量、出血量。

手术结束时间。

麻醉结束时间。

术毕患者送 PACU、ICU、病房情况。

（赵国良　邵建林）

1.3　ASA分级

Ⅰ级，身体健康。

Ⅱ级，有轻微系统性疾病，轻微疾病不伴有实质性功能限制。

　　Ⅲ级，有严重系统性疾病，有实质性功能限制，有一种或多种中度到重度疾病。

　　Ⅳ级，有危及生命的严重系统性疾病。

　　Ⅴ级，濒死，不接受手术就会死亡。

　　Ⅵ级，已宣告脑死亡并将要进行器官摘除。

　　急诊手术，在分级前面加E。

（杨伟　彭沛华）

1.4　代谢当量的评估

1.4.1　1 METs

　　生活能否自理？

　　能否独立地完成穿衣、吃饭、上厕所这类的事情？

　　是否可以在家里散步？

　　是否能以正常步速（3.2 ～ 4.8 km/h）步行一个或两个街区？

1.4.2　4 METs

　　是否可以登楼梯或爬山？

　　是否可以6.8 km/h（每小时4英里）的速度步行？

　　是否可以短距离的跑步？

在家里是否可以做重体力劳动，如擦地板或搬动较重的家具？

是否可以参与高尔夫、保龄球、跳舞、网球双打、投掷垒球或足球？

1.4.3　10 METs

是否可以参与重体力运动如游泳、网球单打、垒球、足球或滑雪？

（杨伟　刘燕）

1.5　气管评估

1.5.1　病史

以前麻醉有无牙齿损伤或严重的咽喉痛。

是否有头颈部外伤史。

是否有头颈部放疗史。

糖尿病。

肢端肥大症。

类风湿关节炎。

颈椎病。

病态肥胖。

阻塞性睡眠呼吸暂停。

1.5.2　体检

检查颈部瘢痕。

是否存在不利解剖条件：

小嘴。

小下颌。

高弓上腭。

巨舌。

公牛颈。

病态肥胖。

胸部肥厚。

检查牙齿。

检查鼻腔。

1.5.3　临床检查

切牙间距

让患者尽可能张口。

两切牙间距小于两指宽（3 cm）预示插管困难。

1.5.4　下颌骨的前突

A类，下切牙能够突出于上切牙之前。

B类，下切牙能够与上切牙相对（预示困难插管）。

C类,下切牙不能与上切牙相对(预示困难插管)。

1.5.5 Mallampati评分

1级,腭咽弓、软腭、腭垂可见。

2级,腭咽弓、软腭可见,腭垂被舌根部遮盖。

3级,只能看见软腭。

4级,只能看见硬腭。

3级、4级可能插管困难。

1.5.6 头颈关节活动度

患者最大限度屈伸其颈部进行。

活动度<90°预示困难插管。

1.5.7 颏甲距离

患者颈部完全伸展,甲状软骨顶点到下颌骨顶点的距离。

成人颏甲距离<6 cm预示困难插管。

1.5.8 颏胸距离

患者颈部完全伸展,胸骨柄上缘到下颌骨顶点的距离。

成人颏甲距离<12.5 cm预示困难插管。

1.5.9 其他检查

X线、CT、MRI检查评估下颌骨、颈椎。

(秦海燕　杨文燕)

1.6　心脏风险指数

表1-1　Goldman 心脏风险指数计算表

标　准	分　值
1. 病史	
a. 年龄 > 70 岁	5
b. 最近 6 个月内发生过心肌梗死（MI）	10
2. 体格检查	
a. 舒张期奔马律或 JVD	11
b. 严重的 VAS	3
3. ECG	
a. 术前最后一次 ECG 出现窦性节律以外的 PVCs	7
b. 术前任何时间 ECG 检查存在 > 5 PVCs/min	7
4. 一般状况	
PO$_2$ < 60 mmHg 或 PCO$_2$ > 50 mmHg K$^+$ < 3.0 mg/dl 或 HCO$_3$ < 20 mmol/L（即 20 mEq/L） BUN > 50 mg/dl 或 Cr > 3.0 mg/dl, 异常的 AST, 慢性肝脏疾病的症状或非心脏原因导致的长期卧床	3
5. 手术	
a. 腹腔、胸腔或大动脉手术	3
b. 急诊手术	4
	总分 53

Ⅰ级（0～5分）：发生严重并发症的风险为1%～7%。
Ⅱ级（6～12分）：发生严重并发症的风险为7%～11%。
Ⅲ级（13～25分）：发生严重并发症的风险为14%～38%。
Ⅳ级（≥26分）：发生严重并发症的风险为30%～100%。
注：丙氨酸转氨酶；天冬氨酸转氨酶；血尿素氮（BUN）；肌酐（Cr）；颈静脉怒张（JVD）；房性期前收缩（PACs）；室性期前收缩（PVCs）；主动脉瓣狭窄（VAS）。

（秦海燕　梁荣华）

1.7 高血压分级

1.7.1 高血压的定义

在未服药情况下,成年人(年龄大于18岁)收缩压 ≥ 140 mmHg 和/或舒张压 ≥ 90 mmHg 为高血压。高血压诊断标准和分级(表1-2)。

表1-2 高血压诊断标准和分级

类 别	收缩压 (mmHg)	舒张压 (mmHg)
正常血压	< 120	< 80
正常高值	120 ~ 139	80 ~ 89
高血压	≥ 140	≥ 89
1级高血压("轻度")	140 ~ 159	90 ~ 99
2级高血压("中度")	160 ~ 179	100 ~ 109
3级高血压("重度")	≥ 180	≥ 110
单纯收缩期高血压	≥ 140	< 90

1.7.2 高血压的危险分层的危险因素

收缩压和舒张压的水平(1 ~ 3 级),男性 > 55 岁,女性 > 65 岁。

吸烟。

总胆固醇 > 5.72 mmol/L(220 mg/dl)。

糖尿病。

心血管疾病家族史(发病年龄男 < 55岁,

女＜65岁）。

1.7.3　高血压加重预后的其他危险因素

高密度脂蛋白胆固醇降低。

低密度脂蛋白胆固醇升高。

糖尿病伴微白蛋白尿。

葡萄糖耐量减低。

肥胖。

以静息为主的生活方式。

血浆纤维蛋白原增高。

左心室肥厚（心电图、超声心动图或X线）。

蛋白尿和/或血浆肌酐浓度轻度升高160～177 μmol/L（1.2～2.0 mg/dl）。

超声或X线证实有动脉粥样斑块（颈、髂、股或主动脉）。

缺血性卒中。

脑出血。

短暂性脑缺血发作（TIA）。

心肌梗死。

心绞痛。

冠状动脉血运重建。

充血性心力衰竭。

糖尿病肾病。

肾功能衰竭（血肌酐浓度 > 177 μmol/L 或 2.0 mg/dl）。

夹层动脉瘤。

症状性动脉疾病。

重度高血压性视网膜病变、出血或渗出。

视乳头水肿。

1.7.4　高血压的危险分层

根据患者血压水平、危险因素及合并的器官受损情况对高血压患者的临床危险性进行了量化，将患者分为低、中、高和极高危险组。

低危组：高血压1级，不伴有上列危险因素。

中危组：高血压1级伴1～2个危险因素，或高血压2级不伴或伴有不超过2个危险因素。

高危组：高血压1～2级伴至少3个危险因素。

极高危组：高血压3级或高血压1～2级伴靶器官损害及相关的临床疾病（包括糖尿病）。

（常远　陈文栋）

1.8 心绞痛分级

表1-3 心绞痛分级表

NYHA	CCS
Ⅰ.一般体力活动如步行和登楼梯不受限,仅在强、快或长时间劳力时或性生活时发生心绞痛	Ⅰ.一般体力活动如步行和登楼梯不受限,仅在强、快或长时间劳力时或娱乐时发生心绞痛
Ⅱ.一般体力劳动轻度受限。快速步行或登楼梯、爬山、饭后、寒冷或刮风中、精神应激或醒后数小时内步行或登楼;步行2个街区以上、匀速登楼一层以上,即引起心绞痛	Ⅱ.一般体力劳动轻度受限。快速步行或登楼梯、爬山、饭后、寒冷或刮风中、精神应激或醒后数小时内步行或登楼;步行2个街区以上,以正常速度登一层以上楼梯,可引起心绞痛
Ⅲ.一般体力劳动明显受限,"休息时感觉舒适",步行1～2个街区,以正常速度登一层以上即引起心绞痛	Ⅲ.一般体力劳动明显受限,步行1～2个街区,登一层楼即引起心绞痛
Ⅳ.一切体力活动都引起不适,静息时也可发生心绞痛	Ⅳ.一切体力活动都引起不适,静息时也可发生心绞痛

纽约心脏协会(NYHA)和加拿大心血管协会(CCS)的心绞痛分级。

(常远 李媛华)

1.9 手术危险分级

表1-4 手术危险性分级表

手术危险分级	手术类型
高危手术 （心脏的风险大于5%）	主动脉或其他大血管的手术
中危手术 （心脏的风险在1%～5%）	腹部或胸腔的手术 颈动脉内膜剥离术 头颈部手术 矫形外科手术 前列腺手术
低危手术 （心脏的风险小于1%）	内镜手术 浅表部位的手术 白内障手术 乳房手术 门诊手术

（刘瑜　陈燕）

1.10 创伤患者评估

表1-5 创伤患者的简要评估和处理表

评　估	处　理
呼吸道	声音反应　抬举下颏 听诊气囊-活瓣-面罩 100%氧气辅助

(续表)

评 估	处 理
呼吸	脉搏血氧仪 动脉血气 机械通气 胸部X线摄片 胸廓造口置管术
循环	生命体征 建立足够的静脉通道 毛细血管再充盈 液体补充 液体冲击疗法的反应 开放创伤压迫止血 血细胞计数,凝血实验 骨盆包扎固定 FAST 未交叉配型的血液
骨盆	X线平片 外科手术处理
神经功能 障碍	GCS评分 运动和感觉功能检查 氧气和输液支持
颈椎	X线摄片 紧急手术 头、颈、脊柱 CT颅内压监测
暴露和复查	实验室化验检查 去除所有衣物 心电图 根据适应证进一步 卧位平片和CT扫描 实施手术治疗 详细病史和体检 详细分析所有化验和放 射学检查结果

FAST: 对创伤患者的超声评估；GCS: 格拉斯哥昏迷评分法。

（刘瑜 姚家祥）

1.11 术后呼吸衰竭评分

表1-6 术后呼吸衰竭预测评分（Arozullah评分）表

预 测 因 子	分　值
腹主动脉瘤	27
胸科手术	21
神经外科、上腹部、外周血管手术	14
颈部手术	11
急诊手术	11
白蛋白＜30 g/L	9
尿素氮＞30 g/dl	8
部分或完全的依赖性功能状态	7
COPD病史	6
年龄≥70岁	6
年龄60～69岁	4
手术时间＞180 min	10

表1-7 术后呼吸衰竭发生率

Arozullah评分	术后急性呼吸衰竭的发生率（%）
≤10	0.5
11～19	1.8
20～27	4.2
28～40	10.1
＞40	26.6

（孙翔　钱金桥）

1.12 肝功能损害分级

表1-8 肝功能损害程度（Child-Pugh分级）表

临床生化指标	1分	2分	3分
肝性脑病（级）	无	1～2	3～4
腹水	无	轻度	中、重度
总胆红素（μmol/L）	<34	34～51	>51
白蛋白（g/L）	>35	28～35	<28
凝血酶原时间延长（s）	<4	4～6	>6

注：A级为5～6分，手术危险度小，预后好。
　　B级为7～9分，手术危险度中等。
　　C级为10～15分，手术危险度大，预后最差。

（孙翔 陈华梅）

1.13 患者特殊用药提示卡

种类	药名	作用机制	用 法	注 意
抗凝	华法林	抑制维生素K参与的凝血因子Ⅱ、Ⅶ、Ⅸ、Ⅹ在肝脏的合成。	术前4～5 d停药。必要时改小剂量肝素静脉点滴至手术日。	INR>1.5，根据手术出血风险可推迟手术。
	阿司匹林	抑制血小板聚集。	术前停用阿司匹林7 d；区域麻醉前停用氯吡格雷至少7 d。	双联抗血小板治疗调整取决于手术紧急程度和血栓和出血的风险，需心脏专科、麻醉科、血液科和外科会诊优化策略。
	氯吡格雷			

（续表）

种类	药名	作用机制	用法	注意
抗凝	肝素	与抗凝血酶Ⅲ（AT-Ⅲ）结合，增强后者对活化的Ⅱ、Ⅳ、Ⅹ、Ⅻ和Ⅺ凝血因子的抑制作用。	椎管内麻醉前停用4 h并监测aPTT正常。	置管后4 h恢复治疗，停药4 h后撤管。
	低分子肝素	高的抗凝血因子Ⅹa活性和低的抗凝血因子Ⅱa活性。	区域麻醉前，预防剂量需停药12 h，治疗剂量需停药24 h。	麻醉后的12 h内不继续治疗；神经阻滞后的头24 h内只给予单次预防剂量；撤管前停药12 h。
	溶栓/纤溶药物			出血的风险极高，避免椎管内麻醉。
抗高血糖	口服降糖药非胰岛素注射剂	降低血糖，促进糖原、脂肪、蛋白质合成。	术前停用24 h。	停药期间使用常规胰岛素控制血糖。无需禁食水的短小局麻手术可保留。
	皮下胰岛素泵		专业人员调节，保留胰岛素基础用量。	避免不必要的过长时间禁食，减少对常规血糖控制方案的干扰。
	长效胰岛素		术日晨常规量的50%～100%。	
	中效胰岛素		术日晨常规量的50%～75%。	
	短效胰岛素		停用。	

（续表）

种类	药名			作用机制	用　法	注　意
抗高血压	交感神经抑制剂	可乐定		中枢性α₂受体激动剂，激活抑制性神经元，降低血管中枢紧张性。	术前不必停用。	突然停用致血压严重反跳或高血压危象。
		利尿药		促进电解质和水的排出，消除水肿。	手术前12 h停止。	增加术中血压控制难度；长期用药减少体内"钾"总量发生心律失常，注意纠正。
	β受体阻断药	阿替洛尔（氨酰心安）		降低心率、减弱心肌收缩度来减少心肌氧耗；使支气管平滑肌收缩而增加呼吸道阻力；阻滞肾小球旁器细胞的β₁受体抑制肾素的释放；内在拟交感活性（ISA）	术前48 h开始逐渐减量到术前10 h，重症者需维持用药到术晨，并按需加量。	术前12h停药；血压控制不满意持续给药至手术日晨；突然撤药加重心绞痛，甚至发生心肌梗死；没有出血和低血容量时的心率加快反应；支气管痉挛性疾病禁用。
		美托洛克（倍他乐克）				
		普萘洛尔（心得安）				
		艾司洛尔				
	钙通道阻滞药	双氢吡啶	硝苯地平尼莫地平尼卡地平	抑制心肌去极化钙离子内流，降低细胞内钙，减弱心肌收缩力，降低心肌氧耗量；抑制窦房结和房室结的钙内流，窦房结自律性下降，房室传导减慢，心室心率降低。	持续用药到术晨。	增强静脉麻醉药、吸入麻醉药、肌松药、镇痛药作用。
		苯噻氮䓬	地尔硫䓬			
		苯烷胺	维拉帕米（异搏定）			
		三苯哌嗪	氟桂利嗪			

（续表）

种类	药名		作用机制	用法	注意
抗高血压	血管紧张素转换酶抑制剂	依那普利卡托普利	抑制循环中RAS；抑制组织中的RAS；减少神经末梢去甲肾上腺素的释放；减少内皮细胞形成内皮素；增加缓激肽和扩血管性前列腺素的形成；醛固酮分泌减少和/或肾血流量增加，以减少钠潴留。	手术当日停用，体液容量回复后再服用。	加重手术相关的液体丢失。
	血管紧张素Ⅱ受体拮抗剂	缬沙坦氯沙坦厄贝沙坦			
	其他	利舍平	消耗外周交感神经末梢儿茶酚胺。	术前7 d停药并改用其他抗高血压药物。	麻醉药的心血管抑制反应明显。
抗心律失常	苯妥英钠普罗帕酮胺碘酮		影响心肌细胞膜的Na^+、Ca^{2+}及K^+转运，影响心肌细胞动作电位，抑制自律性和/或中止折返。	持续用药至手术日晨。	降低房室传导，引起心动过缓和心肌抑制。
抗抑郁	单胺氧化酶抑制药	苯乙肼苯丙胺	抑制单胺氧化酶，减少单胺类递质的破坏，增加突触间隙内的浓度。	停药2～3周。	视物模糊、排尿困难和体位性低血压。
	三环类	丙咪嗪阿米替林多塞平	阻断胺泵、减少突触前膜对生物胺的回收，突触后受体部位有效神经递质的浓度增高。		

（续表）

种类	药名		作用机制	用 法	注 意
抗抑郁	四环类	麦普替林	同三环类		
银杏属	银杏软胶囊 银杏口服液		银杏萜内酯选择性抗血小板活化因子；扩张血管。	停药36 h。	
人参类	人参 地精 神草		抑制血小板聚集和凝血级联。	停药7 d。	

（苏彦伊 刘曼）

第二部分

操作规范

2.1 麻醉机检查

2.1.1 麻醉机使用前安全检查流程

检查麻醉机的电源。

检查麻醉机的气源。

检查废气排出系统。

测试流量计。

检查吸入麻醉药挥发罐。

检查钠石灰。

2.1.2 进行呼吸回路漏气检查

连接螺纹管和呼吸囊。

设置所有气体流量为0(或最小)。

关闭APL(可调节限压阀),封闭Y形管。

快速充氧,使得呼吸回路增压至30 cmH_2O。

停止充气后,保证压力在30 cmH_2O应能稳定维持至少10 s。

开启APL,确保压力可以迅速降低。

2.1.3　测试通气系统

在Y形管上连接呼吸囊。

调整合适的通气参数。

氧流量升至250 ml/min。

转向开关转向自动通气模式。

快速充氧以填充风箱和呼吸囊。

证实吸气相风箱能输出正确的潮气量,呼气时风箱能完全充满。

检查容量监测仪指示容量与通气参数能否保持一致。

测试呼吸环路各附件,保证功能正常。

将开关转向手控通气,确定模拟肺充气与排气、顺应性感觉合适。

测毕从Y形接管上卸下呼吸囊。

2.1.4　检查报警上下界限

氧浓度。

通气量。

气道压。

（苏彦伊　赵浩群）

2.2　呼吸参数设置

潮气量：通常设置为 8 ～ 12 ml/kg。

呼吸频率：成人通常 12 ～ 20 次 /min。

吸气时间：一般设置为 0.8 ～ 1.2 s；吸呼比为 1 ∶ 1.5 ～ 2。

气道压：30 ～ 35 cmH_2O。

吸入氧浓度（FiO_2）：机械通气初始阶段 100%。

PEEP 的设定：一般 4 cmH_2O。

（黄婧　高明）

2.3　气管内插管操作规范

2.3.1　物品准备

面罩。

口/鼻咽通气道。

喉镜(不同型号的喉镜片)。

气管导管。

吸引装置。

吸痰管。

牙垫。

润滑剂。

管芯。

注射器。

胶布。

听诊器。

2.3.2　诱导药物的准备

抗胆碱药物。

镇静药。

催眠药。

阿片类药物。

肌松药。

吸入麻醉药。

局麻药。

2.3.3 气管插管操作

2.3.3.1 插管前准备

三方安全核。

开放静脉通路。

连接监护设备,包括心电图、无创血压、脉搏氧饱和度等。

面罩纯氧预先给氧去氮。

2.3.3.2 气管插管

左手握喉镜,右手使患者张口。舌右方插入喉镜片。逐渐移动镜片到口中央。

缓慢插入镜片看见会厌。

喉镜向前上方提起,显露声门。

右手执笔式握住气管导管,经患者右侧口角置入气管导管,通过声带进入气管直到气管导管套囊消失,拔出管芯,继续置入导管3～4 cm。

插管深度,成人男性一般不超过22～24 cm;女性一般不超过20～22 cm。

用最小的气体量给套囊充气(正压通气时不漏气,压力表测压＜30 cm_2H_2O)。

放置牙垫。

连接螺纹管,手控呼吸,听诊和呼吸末二氧化碳波形的监测确认导管位置。

固定气管导管,再次听诊确认导管位置,开始机械通气。

（黄婧 马莉）

2.4 喉罩(LMA)操作规范

2.4.1 喉罩置入的麻醉要求

准备及术前用药同气管插管。

要求的麻醉深度:意识消失、下颌松弛和咳嗽反射消失。

用/不用肌松剂。

咽喉部表面麻醉和喉上神经阻滞。

监测 BP、ECG、SpO_2、FiO_2、$EtCO_2$。

2.4.2 各种喉罩置入的共同步骤

选择喉罩型号。

检查喉罩完好情况。

喉罩抽气塑形。

上润滑剂。

麻醉诱导。

经口盲插。

喉罩注气、检查有无漏气,必要时纤支镜定位。

术毕拔喉罩。

喉罩清洗。

喉罩包装消毒。

2.4.3　喉罩型号

表2-1　普通喉罩型号与患者体重及喉罩
通气罩注气量关系的对应表

型　　号	体　　重(kg)	标准注气量(ml)
1	<5	4～6
1.5	5～10	7～10
2	10～20	10～15
2.5	20～30	14～21
3	30～50	20～30
4	50～70	30～40
5	70～100	40～60

2.4.4　普通喉罩置入

置入LMA前润滑油润滑喉罩背面。

右手拇指、示指如持笔样握住通气管根部,中指向下推下颌使患者口张开。

通气罩开口面向上切牙的内面,沿着硬腭将LMA置入口腔(图2-1A和图2-1B)。

示指沿着硬腭和咽后壁的弧度继续推进喉罩,直至有明显阻力感,然后用另一只手固定通气导管,将示指从口腔中退出(图2-1C和图2-1D)。

给通气罩充气以达到一个好的密封效果,判断喉罩位置并放置牙垫固定。

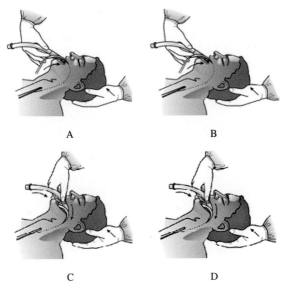

A   B

C   D

图2-1 LMA置入口腔

2.4.5 插管型喉罩置入技术

选择合适的喉罩型号。

置入前准备同普通喉罩。

2.4.5.1 置入操作:操作者用右手的拇指和示指握持住 ILMA 的不锈钢引导手柄,将通气罩扁平的前端于上切牙的后方抵住硬腭插入患者的口腔内(图2-2A)。沿着通气导管的弧度，将 ILMA 向后推送直至将 ILMA 向下推送至合适的位置。此时通气导管的近端正好是位于口唇处，并基本与上切牙的内表面相平行(图2-2B)。切忌用金属手柄作为杠杆强制性撬开患者的口腔。

2.4.5.2   充气和预通气：当通气罩前端进入喉咽部基底时，将通气罩充气(图2-2C)。然后，将 ILMA 的通气导管与呼吸囊或通气环路相连接，评估患者肺通气的满意程度(图2-2D)。ILMA 处于正确位置的征象包括：① 正压通气时能产生 20 cmH_2O 的气道压；② 能满意地进行人工通气；③ 正压通气时，可比较容易地获得 8 ml/kg 的潮气量。

2.4.5.3   引导气管插管：将准备好的特制气管导管插入 ILMA 的通气导管中(图2-2E)。推送特制气管导管，直至插入深度超过 15 cm 处的黑色标记线。

2.4.5.4   气管导管位置的检查：当特制气管导管被插入到满意深度后(图2-2F)，将其套囊充气

（图2-2G），并连接通气环路进行试通气（图2-2H）。

2.4.5.5　气管插管后拔除 ILMA：

取下特制气管导管的接头。

抽尽 ILMA 通气罩内的气体。

将ILMA从患者口腔内拔出的过程与插入过程完全相反，但是在退出ILMA的过程中，需要采用专用的稳定棒协助保持气管导管在合适的位置（图2-2I），然后将ILMA从口腔内完全退出（图2-2J），操作者用另一只手扶持气管导管，使气管导管的套囊和充气导管顺利地从通气导管内穿出。

将接头重新连接到特制气管导管的尾端，并继续对患者进行通气管理（图2-2K）。

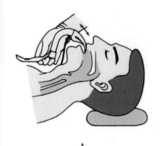

A

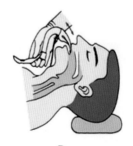

B

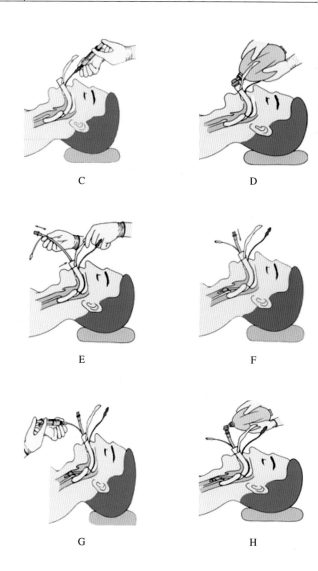

C

D

E

F

G

H

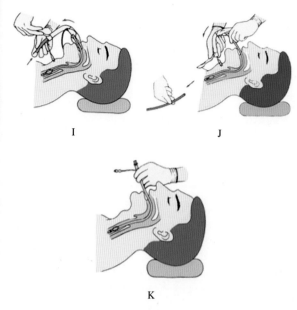

I

J

K

图2-2 通气罩插入患者口腔内

2.4.6 胃管引流型喉罩置入技术

选择合适的喉罩型号。

置入前准备同普通喉罩。

右手持喉罩,紧贴患者硬腭,沿硬腭、软腭弧度将喉罩送入咽喉部,直至有阻力感,观察喉结可向前移动。左手可将患者头顶下推保持头部后仰。

将喉罩通气罩充气,判断位置固定。

2.4.7 喉罩拔除标准

麻醉结束后,可在患者处于深麻醉状态或完全清醒状态下拔除 LMA,需要衡量气道梗阻、误吸、喉痉挛、支气管痉挛、牙关紧闭、咳嗽、分泌过多等反应。

吸引/不吸引分泌物放气后拔除或不放气拔除。

(袁源　毕春)

2.5　椎管内麻醉操作规范

2.5.1　硬膜外穿刺置管方法

2.5.1.1　准备

体位:侧卧位或坐位,通常选择前者。

侧卧位:侧卧,背部靠近手术床边缘,大腿曲向腹部,双手抱膝,屈头使前额尽量向膝盖方向靠近。

坐位:臀部与手术床边缘相齐,两足踏于凳上,两手置膝并头下垂,或前臂曲90°靠近前胸,放置在一高托盘上,低头前额置于前臂,腰背部向后弓出。

穿刺点：一般选用与手术区域中点皮肤脊神经支配相对应节段向下 1～2 节段的相应间隙穿刺。

2.5.1.2 操作

打开无菌麻醉穿刺包，带无菌手套。

按常规消毒铺巾，消毒范围为穿刺点向头尾端各 20 cm，两侧至腋后线。

穿刺方法：直入法或旁入法，操作者取坐位进行麻醉穿刺，穿刺前告知患者操作开始和体位配合。

直入法：

穿刺点处用 0.5%～1% 利多卡因作皮丘，再行皮内、皮下和棘间韧带逐层浸润。固定穿刺点皮肤，将硬膜外穿刺针在脊突间隙中点，与患者背部垂直，针尖稍向头侧作缓慢刺入。

当针穿过黄韧带时，阻力突然消失，且无脑脊液流出，亦可做"悬滴试验"或"气泡压缩试验"，提示已进入硬膜外间隙。不提倡做"回气试验"或向硬膜外腔注入气体。

硬膜外间隙置管，导管置入长度以 3～5 cm 为宜，置管顺畅特别重要，遇有阻力时，勿强行置入，应重行穿刺置管。

拔除硬膜外穿刺针时,应边拔针边将硬膜外导管送入硬膜外腔,直至将针退出皮肤,在拔针过程中不要随意改变针尖的斜口方向,以防斜口割断导管。拔针后调整导管留置在硬膜外的长度,一般为3～5 cm导管尾端接注射器,推注生理盐水无阻力,并回抽无血和脑脊液,固定导管。

旁入法:

患者取侧卧位,正中线向下旁开1～1.5 cm处进针。其余同直入法。

穿刺完毕后,患者取平卧位,硬膜外导管内回抽无血液或脑脊液,注射实验量,根据穿刺节段,予1%～2%利多卡因(或碳酸利多卡因)3～5 ml,5 min后测试确定平面,并观察患者无不适主诉和脊麻症状,根据手术要求追加预定量。

注意事项:

麻醉前应检查麻醉机及抢救器械、药品,以随时备用。

如穿破硬膜有脑脊液流出,或有明显神经持续异感,应放弃硬膜外阻滞。

操作中如遇硬膜外腔出血,应顺拟置管方向,在出血间隙前方换一间隙穿刺,或改用其他麻醉方法。

导管已过穿刺针斜口而遇阻力,需将导管退出时,必须将导管与穿刺针同步一并退出。

穿刺或置管时如患者出现肢体一过性异感或弹跳,应根据轻重程度决定重新穿刺置管或改为其他麻醉方法。

2.5.2　蛛网膜下腔阻滞穿刺方法

2.5.2.1　准备

体位:同硬膜外穿刺。

穿刺点:成人一般选用 L_{3-4} 或 L_{2-3} 脊突间隙穿刺。

打开无菌麻醉穿刺包,带无菌手套。

消毒范围:穿刺点向头尾侧各 20 cm,两侧至腋后线。

穿刺方法:直入法和旁入法,操作者取坐位进行麻醉穿刺,穿刺前告知患者操作开始和体位配合。

2.5.2.2　操作

直入法:

穿刺点处用 0.5% ～ 1% 利多卡因作皮丘,再行皮内、皮下和韧带逐层浸润。固定穿刺点皮肤,将硬膜外穿刺针在脊突间隙中点,与患者背部垂直,针尖稍向头侧作缓慢刺入。

当针穿过黄韧带时,有突破感,阻力突然消失,取25G腰麻针自硬膜外穿刺针内推进,有硬脑膜突破感或落空感,拔出腰麻针针芯,有清亮脑脊液流出,提示已进入蛛网膜下腔。

缓慢注药,根据手术范围、部位和患者因素调整注药速度和腰麻针斜口方向。一般注药速度为 $8 \sim 10$ s,其间应轻轻回抽 $1 \sim 2$ 次,见脑脊液回吸通畅,方可将药全部注入。

旁入法:

患者取侧卧位,于脊突间隙中点向下旁开 $1 \sim 1.5$ cm 处作局部浸润。硬膜外穿刺针与皮肤成 $75° \sim 80°$ 角。其余同直入法。

注意事项:

麻醉前应常规检查麻醉机及抢救器械、药品是否齐全,以随时备用。

配药前核对药名、浓度、药量。

严格执行无菌操作。

穿刺间隙成人不得高于 L_{2-3} 脊突间隙,小儿不得高于 L_{3-4} 脊突间隙。

注药后应调整麻醉平面直至固定,收缩压下

降超过基础血压 20%～30%以上时,应加快输液速度或静注麻黄碱。

（袁源　方育）

2.6　咽、喉、气管黏膜表面麻醉的方法

2.6.1　咽、喉黏膜表面麻醉

用1%丁卡因或2%～4%利多卡因,循序3次喷雾。

先喷舌尖部和硬腭,再喷舌背后半部及软腭。

隔1～2 min后,嘱患者张口,同时发"啊"长声,作咽壁及喉部喷雾。隔1～2 min后,用喉镜片当作压舌板轻轻提起舌根,将喷雾器等对准喉头,在患者深吸气时作喷雾。

3次喷雾所用的1%丁卡因或2%～4%利多卡因总量一般以2～3 ml为限。

2.6.2　气管黏膜表面麻醉

2.6.2.1　环甲膜穿刺注药法

患者取头后仰位。

在甲状软骨与环状软骨之间(环甲膜)定好穿刺点。

用23G注射针头的注射器（内有1%丁卡因或2%利多卡因2ml），垂直刺过环甲膜进入气管。

经抽吸有气证实位置正确

嘱患者深呼吸，在呼气末、吸气始之际作快速注入麻药（此时患者往往呛咳，为避免刺伤气管黏膜，需迅速退针）。

注意：经环甲膜穿刺，有可能刺伤声门下组织或声带，故有人主张将穿刺点下移至环状软骨与第二气管环之间的间隙。本法的表麻效果确实可靠，适用于张口困难的患者，但易激惹患者剧咳和支气管痉挛。为避免此类痛苦，可采用下法。

2.6.2.2 经声门注药法

在咽喉表麻完成后，用喉镜显露声门。

右手持内有1%丁卡因（或2%利多卡因）喉麻管，在直视下将导管前端插至气管上端，缓慢注入麻药。

注毕后嘱患者咳嗽数次，即可获得气管上段、声门下及会厌喉面的黏膜麻醉。

2.6.3 鼻腔黏膜表面麻醉

用于经鼻清醒插管。

最好选4%～5%可卡因（局部血管收缩作

用）先用1 ml滴鼻，再用可卡因棉片填塞鼻后腔。

也可用0.5%～1%丁卡因麻黄碱混合液，按上法施行表麻。

亦可将表麻药作鼻腔直接喷雾。

整个操作过程中，丁卡因用量不超过1 mg/kg，利多卡因不超过400 mg。

（周梦娇　曾卫军）

2.7 动脉穿刺置管操作规范

2.7.1 操作前准备

行Allen's试验，测试尺动脉供血是否通畅。

准备加压袋、换能器及动脉穿刺针。对换能器进行测试，调整零点和校正。

准备冲洗液，肝素浓度2～4 μ/ml。将冲洗液置入加压袋，连接"动脉测压套装"，充液并排气。

准备局麻药：1%普鲁卡因或0.5%利多卡因。

无菌手套、消毒包、胶布及无菌贴膜。

2.7.2 操作步骤

常首选左侧桡动脉。

体位：仰卧，左上肢外展于托手架，腕部垫

高,拇指外展,稍加固定。

常规消毒铺巾,带无菌手套。

定位:于腕横线桡骨茎突旁桡动脉搏动最清楚处进针(图2-3A)。

穿刺:针干与皮肤呈30°～45°,针尖抵达动脉时,用略带冲击的力量刺入(图2-3B),当回血明显的时候(图2-3C),将针尾放低,以确保外套管进入动脉(图2-3D),向动脉内推进外套管(图2-3E)穿刺置管成功后连接测压装置(图2-3F)。

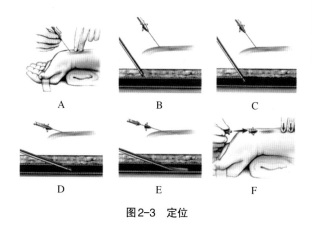

图2-3 定位

2.7.3 异常情况的处理

当针尖穿过动脉后,动脉回血不明显(图

2-4A)，此时，可将穿刺针略微退出2 mm，以确保动脉穿刺针及外套管进入动脉内（图2-4C）。

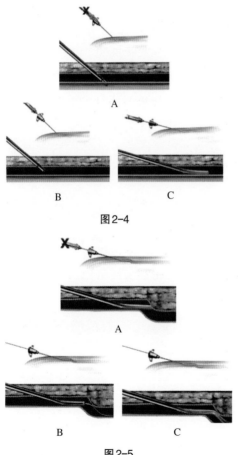

图2-4

图2-5

对于某些动脉走形迂曲的患者,可以采用导丝引导,放置动脉导管。

2.7.4　注意事项

成人用20G导管,小儿用22G导管可降低血栓形成风险。

穿刺时损伤、出血可引起血肿,需加压包扎。

注意波形的变换,波形异常时需排除动脉导管位置异常或梗阻情况。

测压过程勿使尺侧动脉受压,包扎时,应注意观察患肢指端末梢循环。

拔除导管加压包扎后,注意观察拇指、示指末梢循环,保证血运正常。

2.7.5　附录:改良Allen's试验

测试者用手指同时压迫桡动脉和尺动脉,终止血流,嘱患者将手举过头部并作握拳、放松动作数次,然后紧紧握拳;保持对动脉的压迫,嘱患者将手下垂,并自然伸开;松开尺动脉,记录手掌部颜色由苍白转红的时间,若尺动脉通畅和掌浅弓完好,转红时间最长不超过6 s,若颜色恢复延迟至7～15 s为可疑,当手部颜色在15 s以上仍未变红,说明尺动脉血供有障碍(《现代麻醉学》

第3版)。

(周梦娇　龙茹华)

2.8　中心静脉穿刺操作规范

2.8.1　操作前准备

应明确适应证,检查患者的出凝血功能和血常规,签署知情同意书。对清醒患者,应取得患者配合。必要时准备好除颤仪及有关的急救药品。

监测心电图,无创血压和脉搏氧饱和度。

准备穿刺器具:包括消毒物品、无菌手套、商品化深静脉穿刺包(其内封装有必需的器材),以及肝素生理盐水(生理盐水100 ml+肝素6 250 μ)和局麻药品(1%利多卡因或1%普鲁卡因)。

2.8.2　常选择静脉

颈内静脉。

锁骨下静脉。

股静脉。

下面以颈内静脉穿刺为例。

2.8.2.1 颈内静脉穿刺置管操作步骤

患者去枕仰卧位,穿刺侧肩部垫薄枕并使该侧上肢贴于体侧。最好头低15°(Trendelenburg体位),以保持静脉充盈和减少空气栓塞的危险性,头转向对侧45°。

确定穿刺点:根据解剖标志或者使用便携式超声定位穿刺点。颈内静脉穿刺径路常用中位径路,穿刺点位于胸锁乳突肌胸骨头、锁骨头及锁骨形成的三角形的顶点下方1 cm左右胸锁乳突肌锁骨头肌腹内侧缘,注意位置越高,动、静脉越接近,可能增加穿刺难度。

术者戴无菌手套。准备好穿刺用具,检查导管完好性和各腔通畅。进行颈部皮肤消毒,消毒范围上至下颌骨下缘,下至乳头水平,左侧至乳头和胸骨连线中点,右侧至腋前线和肩峰。铺无菌单,显露胸骨上切迹、锁骨、胸锁乳突肌。

再次确定穿刺点后,局部浸润麻醉穿刺点周围皮肤及深部组织,用麻醉针试穿刺,确定穿刺方向及深度。

左手轻柔扪及颈动脉,中位径路穿刺时针尖

指向同侧乳头方向,针体与胸锁乳突肌锁骨头内侧缘平行,针轴与额平面呈 45° ~ 60° 角,如能摸清颈动脉搏动,则按颈动脉平行方向穿刺。深度不超过 5 cm。穿刺针进入皮肤后保持负压,直至回抽出暗红色血液。

判断穿刺到的血管是静脉而不是动脉: ① 回抽见暗红色血液。② 将注射器从穿刺针上取下,观察针尾流出的血液的压力不高,且没有搏动性。③ 必要时将抽出的血液做血气分析。

从注射器尾部导丝口插入引导丝(如用普通注射器则撤去注射器,从针头处插入引导丝),引导丝应进入体内至少 10 cm。引导丝插入应轻柔,插入应顺畅、无阻力,不得强行插入。置入引导丝过程中不能将穿刺针沿引导丝拔除。同时要注意观察心电图,若引导丝置入过深,会诱发心律失常(早搏),此时可将引导丝向后退出直至心律失常消失。

绷紧皮肤,可用小手术刀片与皮肤平行向外侧(以免损伤颈动脉)破皮 1 ~ 2 mm 使皮肤穿刺点扩大。沿引导丝插入扩张管,轻轻旋转扩张管扩张皮肤及皮下组织,然后固定好引导丝近端将扩张管撤出。

沿引导丝插入导管(成人置管深度一般以 12 ~ 14 cm为宜),拔除引导丝,用肝素生理盐水注射器与导管各腔末端连接进行试抽,在抽出回血后,向导管内注入 2 ~ 3 ml肝素生理盐水,取下注射器,拧上肝素帽。将导管固定器与皮肤缝合固定,然后用无菌敷料覆盖。

摄X线胸片以明确不透X线的导管的位置,并排除气胸。导管尖端正确位置应处于上腔静脉与右心房交界处(第二肋下缘水平)。确定导管尖端没有扭曲和未贴在上腔静脉管壁上。

2.8.2.2　深静脉穿刺并发症

感染。

心律失常。

出血和血肿。

误穿动脉。

气胸。

血胸或乳糜胸(颈内或锁骨下静脉穿刺)。

胸腔积液。

心包填塞。

神经和淋巴管损伤。

气体栓塞。

血栓形成和栓塞。

血管和心脏穿孔。

（段战涛　周银燕）

2.9　体温监测与管理规范

2.9.1　测温部位

口腔温度：37℃（36.2 ～ 37℃），体温计置于舌下，是传统常用的测温部位，昏迷及全麻患者不宜采用。

腋窝温度：36.7℃（36.0 ～ 36.7℃）。

直肠温度（肛温）：37.5℃（36.5 ～ 37.7℃），是测深部温度的良好部位，一般插入5 ～ 10 cm为宜。

鼻咽温度：可反映脑部的温度，临床上常用。

食管温度：反映中心温度，较为准确可靠、迅速，放置深度距门齿24 ～ 26 cm，食管手术、损伤及食管静脉曲张者禁用。

鼓膜温度：与颅内温度相关性较好，但要特制探头，且操作要轻柔，防止耳道损伤及鼓膜穿孔。

其他部位：皮肤及肌肉，此温度比体内温度要低。

2.9.2 麻醉期间体温升高的原因

恶性高热、CO_2 蓄积。

感染性疾病，如败血症及败血症休克。

无菌性坏死物质的吸收。

抗原抗体反应，如输血、输液反应。

内分泌或代谢失常，如甲亢危象。

体温调节中枢功能障碍。

环境温度及湿度太高，患者覆盖物太多，长时间吸入加温气体等。

2.9.3 麻醉期间体温过低的原因

降温麻醉时，体温控制失常或复温处理不当。

甲减。

肝移植手术的无肝期或移植阶段。

大量输注库存血。

环境温度过低。

高龄、小孩而手术大、时间较长。

危重病情。

（段战涛　乔飞）

2.10　心肺复苏

表2-2　施救措施表

施救者应该	施救者不应该
以100～120次/min的速率实施胸外按压	以少于100次/min或大于120次/min的速率按压
按压深度至少达到5 cm（2英寸）	按压深度小于5 cm（2英寸）或大于6 cm（2.4英寸）
每次按压后让胸部完全回弹	在按压间隙倚靠在患者胸部
尽可能减少按压中的停顿	按压中断时间大于10 s
给予患者足够的通气（30次按压后2次人工呼吸，每次呼吸超过1 s，每次须使胸部隆起）	给予过量通气（即呼吸次数太多，或呼吸用力过度）

表2-3　心肺复苏表

内　容	成人和青少年	儿童（1岁至青春期）	婴儿（不足1岁，除新生儿以外）
现场安全	确保现场对施救者和患者均是安全的		

（续表）

内　容	成人和青少年	儿童（1岁至青春期）	婴儿（不足1岁，除新生儿以外）
识别心脏骤停	检查患者有无反应 无呼吸或仅是喘息（即呼吸不正常） 不能在10 s内明确感觉到脉搏 （10 s内可同时检查呼吸和脉搏）		
启动应急反应系统	如独自一人且没有手机，则离开患者，启动应急反应系统并取得AED，然后开始心肺复苏；或请其他人去，自己则立即开始心肺复苏；在AED可用后尽快使用	**有人目击的猝倒** 对于成人和青少年，遵照左侧的步骤 **无人目击的猝倒** 给予2 min的心肺复苏 离开患者去启动应急反应系统并获取AED 回到该儿童身边并继续心肺复苏；在AED可用后尽快使用	
没有高级气道的按压-通气比	**1名或2名施救者** 30：2	**1名施救者** 30：2 **2名以上施救者** 15：2	
有高级气道的按压-通气比	以100～120次/min的速率持续按压 每6 s给予1次呼吸（每分钟10次呼吸）		
按压速率	100～120次/min		
按压深度	至少5 cm（2英寸）*	至少为胸部前后径的1/3大约5 cm（2英寸）	至少为胸部前后径的1/3大约4 cm（1.5英寸）

（续表）

内 容	成人和青少年	儿童（1岁至青春期）	婴儿（不足1岁，除新生儿以外）
手的位置	将双手放在胸骨的下半部	将双手或一只手（对于很小的儿童可用）放在胸骨的下半部	**1名施救者**将2根手指放在婴儿胸部中央，乳线正下方 **2名以上施救者**将双手拇指环绕放在婴儿胸部中央，乳线正下方
胸廓回弹	每次按压后使胸廓充分回弹；不可在每次按压后倚靠在患者胸上		
尽量减少中断	中断时间限制在10 s以内		

* 对于成人的按压深度不应超过6 cm（2.4英寸）。
缩写：自动体外除颤仪（AED），心肺复苏（CPR）。

（韩志鹏　李俊明）

2.11　除颤仪使用规范

2.11.1　除颤仪使用流程

2.11.1.1　接电源

HeartStart XL 是由交流电源或M3516A 电

池供电的。插入电池前，必须确认电池已充足了电而且维护良好。建议随时准备好另一个充足的电池备用。电压低警告：当电池电压低而需要充电时，出现 Low Battery（电池电压低）提示信息。此提示信息表明在 HeartStart XL 断开前，电池还剩下只够进行约 10 min 的监护时间与 5 次电击的容量。应尽快换电池或转向交流电源供电。

2.11.1.2　手动模式除颤

心电图上判断室速、室颤决定非同步除颤。

从除颤仪上取下胸骨桨形电极，涂抹导电糊或覆盖盐水纱布。

将电极按手柄上提示放置在胸骨表面，与皮肤接触紧密时接触指示器会显示良好。

胸外除颤时电极板的放置部位有如下两种。

前侧位：即一个电极板放在心尖部（左锁骨中线与第 4、5 肋间交叉处）与左腋前线（电击板英文：APEX）之间；另一个放在心底部：胸骨右缘第 2-3 肋间（电击板英文：STERNUMA）。

前后位：即一个电极板放在患者背部左肩胛下区，另一个放在胸骨左缘第 3-4 肋间。

胸骨桨形电极上的患者接触
指示器

Charging（充电）

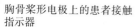
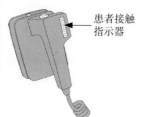

患者接触
指示器

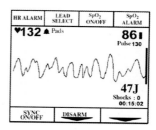

图2-6 充电

2.11.1.3 能量选择

转动Energy Select（能量选择）旋钮到所要求的能量水平，目前建议胸外成人直接选用双相200 J。

充电：按（充电）或按桨形电极上的充电按钮。除颤仪充电时，充电能量在电击计数器（如配置为"通"）上方可以显示出来，如图2-6所示。充电蜂鸣声响起，一直到所要的能量水平达到为止。此时，您会听到连续的充电声而不是蜂鸣声。

2.11.1.4 除颤电击

确认电荷已达到所选定的能量水平。

确认无人与患者接触，也没有和与患者连接的任何东西接触。

清楚响亮地喊叫:"让开!"

如使用的是电极衬垫或内部无开关式桨形电极,按"除颤电击"进行除颤。

如使用的是外部桨形电极,则同时按下各个桨形电极上的"除颤电击"按钮进行除颤。

使用内部开关式桨形电极,按下桨形电极上的"除颤电击"按钮,一直到电击发送了为止。

2.11.2 胸内除颤

除颤仪的准备同胸外除颤。

胸内除颤电极板分别置于心脏的两侧或前后并夹紧。

电击能量成人 10 ~ 40 J,小儿 5 ~ 20 J。

(韩志鹏　黄洁)

第三部分

术中特殊事件处理

3.1 面罩通气失败

3.1.1 失败原因

上呼吸道通畅失败(最常见的问题)。

喉痉挛。

喉病理改变。

下呼吸道病理改变(肿瘤常见)。

3.1.2 处理

呼叫寻求帮助。

准备100%氧气。

三推手法,双手将下颌推向前方,助手挤捏麻醉气囊。

口咽通气道/鼻咽通气道,同时联合应用可能有效。

保证头的位置最佳,"嗅闻早晨的空气",头下垫一枕头,颈屈头伸。

喉罩。

联合导管。

环甲膜切开。

气管切开。

（李晋　杨堃）

3.2　紧急气道

呼喊请求帮助,得力助手不要离开。

即使效果不明显,也不要放弃给氧通气。

尝试喉罩。

联合使用鼻咽口咽通气道。

如果患者有微弱自主呼吸,继续加压给氧直到患者清醒。

有条件请耳鼻喉科医师紧急行气管切开术。

环甲膜穿刺套件。

（李晋　杨堃）

3.3 低血压

3.3.1 医源性因素

监测失误。

麻醉过深。

区域阻滞平面过高。

用药失误。

3.3.2 患者因素

低血容量。

静脉回流受阻。

胸内压力增加。

过敏。

栓塞(气体/空气/血栓/脂肪/骨水泥/羊水)。

原发性心泵功能衰竭。

快速心律失常。

全身感染。

3.3.3 检查

心电图。

胸片。

血气分析。

心肌酶学。

3.3.4 处理

吸入100%氧气。

检查通气情况。

检查失血量。

减少吸入麻醉药。

检查输液量。

应用血管活性药物。

可能的话,抬高下肢。

3.3.5 危险因素

术前未被诊断或规范治疗的高血压。

术前液体丢失(脱水,腹泻,呕吐,失血)。

纵隔、肝、肾手术(失血或腔静脉压迫)。

心脏病。

心律失常。

感染。

类癌综合征(释放缓激肽)。

(李晋　汪珺)

3.4　高血压

3.4.1 考虑

麻醉/镇痛深度不够。

缺氧/二氧化碳潴留。

医源性用药失误。

先兆子痫。

颅内压高。

甲状腺危象。

嗜铬细胞瘤。

3.4.2 处理

证实血压监测真实。

暂停手术操作。

加深麻醉。

镇痛。

应用血管扩张剂。

β受体阻滞剂。

α受体阻滞剂。

3.4.3 检查

心电图。

心肌酶学。

甲状腺功能。

24 h尿儿茶酚胺。

3.4.4 危险因素

术前未被诊断或未经治疗的高血压。

主动脉手术。

妊高症。

药物：单胺氧化酶抑制剂。

颅脑损伤。

（杨玉桥　展希）

3.5　低氧血症

3.5.1　危险因素

FRC下降（肥胖、肠梗阻、孕妇）。

困难气道。

喉痉挛。

头颈部手术。

心脏病。

肺部疾患。

贫血。

3.5.2　考虑

麻醉机故障。

氧源故障。

第二气体效应。

3.5.2.1　通气障碍

呼吸抑制。

阿片类药物。

使用肌松剂后通气参数设置不当。

螺纹管/气管导管脱。

气管插管失误（食管或过深）。

气道、过滤器、呼吸环路堵塞。

气道阻力升高（喉痉挛、支气管痉挛、过敏）。

FRC下降（气胸、腹内压升高、病态肥胖）。

分流。

肺不张。

气道分泌物多。

缺氧性肺血管收缩反应被抑制。

心力衰竭、肺水肿。

误吸。

先天性心脏病。

3.5.2.2　氧供不足

全身性低灌注（低血容量、感染）。

栓塞（气体/空气/血栓/脂肪/骨水泥/羊水）。

局部问题（四肢冷、雷诺病）。

贫血。

3.5.2.3　氧需增加

感染、恶性高热。

3.5.3 检查

二氧化碳曲线图。

胸片。

血气分析。

心排量。

心脏超声。

3.5.4 处理

检查氧源。

吸入100%氧气。

暴露患者检查发绀情况。

检查双肺。

吸痰。

保证气道通畅。

（杨玉桥　王雁）

3.6 误吸

3.6.1 危险因素

饱胃。

合并食管反流病史。

近期创伤史。

围术期使用阿片类药物。

糖尿病患者。

气道表面麻醉后。

3.6.2 后果

化学性肺炎。

异物阻塞支气管。

肺不张。

3.6.3 临床表现

气促（清醒患者）。

心动过速。

SpO_2 降低。

肺顺应性降低。

3.6.4 紧急处理

减少进一步误吸。

控制气道。

吸入100%氧气。

吸引。

考虑使用CPAP（清醒）。

排空胃内容物。

激素。

预防性抗生素。

3.6.5　检查

胸片。

纤维支气管镜。

3.6.6　诊断

临床表现(肺听诊哮鸣音或爆裂声；气管内吸引液或物)。

胸片(弥漫性肺浸润性,通常不是立即出现)。

3.6.7　后续处理

拔管前排空胃内容物。

监测呼吸功能。

转ICU治疗。

(丁妮娜　钟颖)

3.7　肺水肿

3.7.1　危险因素

心肌梗死、冠心病、心肌病、先天性心脏病。

误吸(化学性肺炎)。

肺部疾病或感染。

营养不良。

急性颅脑损伤或颅内病变。

喉痉挛或气道阻塞。

严重高血压。

左心衰竭。

侧卧体位。

淋巴引流受损（恶性肿瘤）。

快速复张肺（如气胸后肺复张）。

肺叶切除术后。

3.7.2　异常表现

静水压升高。

血管通透性增加。

血浆胶体渗透压下降。

组织间液正压。

淋巴回流受阻。

3.7.3　临床表现

粉色泡沫样痰。

心率增快。

呼吸频率增快。

CVP、PCWP升高。

SpO_2降低。

3.7.4　紧急处理

吸入100%氧气。

改变体位,头高30°角。

限制输液。

吗啡 10 mg。

强心药。

利尿剂。

血管扩张药。

3.7.5　检查

胸片。

监测心电图。

血气分析。

3.7.6　诊断

临床表现。

粉红色泡沫痰。

哮鸣音。

3.7.7　胸片

基底段阴影、KerkeyB线、蝙蝠翅、鹿角样、云雾样、袖套样支气管。

(丁妮娜　秦婷婷)

3.8　过敏

3.8.1　机制

IgE介导的B细胞对过敏原的超敏反应,导致肥大细胞和嗜碱细胞释放组胺和5-羟色胺。

3.8.2 临床表现

心血管虚脱。

红斑。

支气管痉挛。

水肿。

皮疹。

3.8.3 紧急处理

去除诱因。

吸入100%氧气。

肾上腺素50 μg。

抬高下肢。

补液。

抗组胺药。

H_2受体拮抗剂。

激素。

3.8.4 同时考虑

心血管问题。

气道梗阻。

哮喘。

张力性气胸。

3.8.5 诊断

心血管虚脱（88%）。

红斑（45%）。

支气管痉挛（36%）。

血管水肿（24%）。

皮疹（13%）。

荨麻疹（8.5%）。

（杨娟　王栋）

3.9 心律失常

3.9.1 窄波心律失常

窦性心律不齐。

窦性心动过速。

窦性心动过缓。

交界性/窦房结心动过速。

房颤。

房早。

房速。

房扑。

3.9.2 宽波心律失常

室性异位节律。

室性心动过速。

室上性心动过速。

室颤。

3.9.3 监护仪上发现心律失常的处理策略

报告上级医师。

评估重要体征(A 通气、B 呼吸、C 循环)。

检查 $EtCO_2$ 评估通气。

是否麻醉深/浅?

药物错误/相互作用。

3.9.3.1 外科手术有无问题

眼和膈肌的迷走反射。

刺激三叉神经。

心排量下降(空气/脂肪/血栓栓塞)。

意外大失血。

外科医生注射肾上腺素。

手术操作触及纵隔。

(杨娟 张琦)

3.10　心动过缓的处理

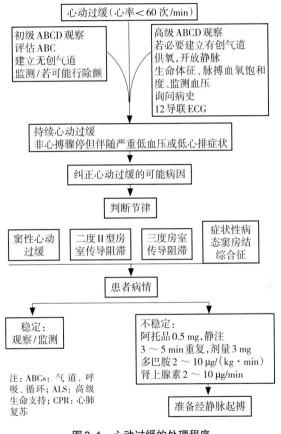

图3-1　心动过缓的处理程序

（桂雪芹　谭莹）

3.11　心动过速的处理

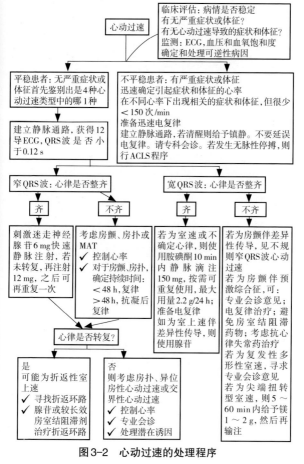

图3-2　心动过速的处理程序

（桂雪芹　王燕琼）

3.12　术中输血

3.12.1　评估失血量

1级，丢失＜15%的循环容量。除非术前贫血，否则不考虑输血。

2级，丢失＜30%的循环容量。需要晶体液、胶体液进行容量复苏，除非术前贫血、心肺储备差，否则不考虑血液制品。

3级，丢失＜40%的循环容量。晶体液、胶体液进行快速容量复苏的基础上，考虑血液制品。

4级，丢失＞40%的循环容量。快速输血液制品、晶体液、胶体液进行容量复苏。

3.12.2　考虑患者血红蛋白(Hb)的维持水平

Hb＞100 g/L，不需要输血。

Hb＜70 g/L，考虑输血。

65岁以上患者、心肺储备差患者，Hb＜80 g/L，考虑输血。

Hb水平在80～100 g，可输可不输（结合病情）。

（郑华容　孙东江）

第四部分

手术后处理

4.1　术后神经肌肉恢复的评估

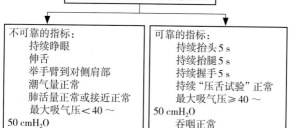

图4-1　恢复评估图

（郑华容　孙东江）

4.2 术后拔管

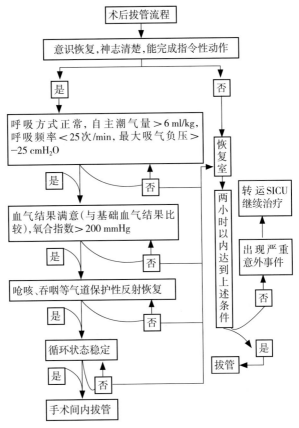

图4-2 术后拔管流程

（唐香丽　刘曼）

4.3 麻醉后恢复室工作

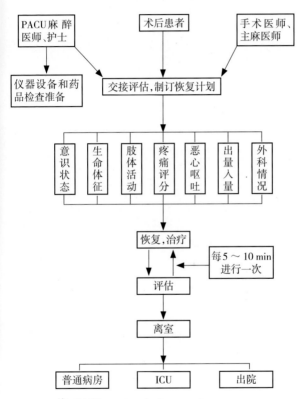

注：PACU, post anesthesia care unit

图4-3 麻醉后监护病房工作流程图

4.4 麻醉后恢复

表4-1 恢复评分表

项 目	评 分		
	2	1	0
活动度	能自主活动或按指令移动四肢	可移动两个肢体	无法移动肢体
呼吸	可以按指令深呼吸+自由咳嗽	呼吸困难,呼吸浅快或受限	呼吸暂停
循环(BP/HR)	BP<基础值+20 mmHg无新增心律失常	BP处于基础值+20～50 mmHg无新增心律失常	BP>基础值+50 mmHg或新增心律失常
意识	完全清醒	可唤醒	无反应
氧饱和度	空气>92%,或同术前	需吸氧>90%	吸氧<90%
疼痛	无痛或轻度疼痛能忍受	中度疼痛	重度疼痛
恶心呕吐	无恶心呕吐	恶心未吐	恶心并呕吐
体温	正常	术前异常或术中、术后未好转或恶化	术中、术后出现异常
伤口引流	量少无需更换敷料	中等量,2次更换敷料	大量,更换敷料3次以上

注:每项评分为2分、1分和0分三级,评分越高,恢复越好。

4.4.1 Steward苏醒评分

4.4.1.1 清醒程度

完全苏醒 2

对刺激有反应 1

对刺激无反应 0

4.4.1.2 呼吸道通畅程度

可按医师吩咐咳嗽 2

不用支持可以维持呼吸道通畅 1

呼吸道需要予以支持 0

4.4.1.3 肢体活动度

肢体能作有意识的活动 2

肢体无意识活动 1

肢体无活动 0

评分在4分以上方能离开手术室或恢复室。

4.4.2 清醒程度分级

0级：患者入睡，呼唤无任何反应；

1级：患者入睡，呼唤时有肢体运动或睁眼、头颈部移动；

2级：患者清醒，有1级的表现同时能张口伸舌；

3级：患者清醒，有2级的表现并能说出自己的年龄或姓名；

4级：患者清醒，有3级的表现并能认识环境中的人或自己所处的位置。

（唐香丽　彭沛华）

4.5　麻醉后访视

生命体征平稳：是/否。

神志：清醒/嗜睡/模糊/昏迷。

伤口疼痛：VSA评分。

术后镇痛效果：满意/不满意。

呼吸系统：声嘶/咽痛；肺部感染；呼吸困难；低氧血症；呼吸衰竭。

循环系统：低血压；高血压；心律失常；心绞痛；心力衰竭。

神经系统：谵妄；认知功能障碍；术中知晓；肢体感觉/活动异常。

肾脏功能：少尿/尿潴留。

椎管内麻醉穿刺点：红肿/疼痛。

椎管内麻醉后下肢感觉/活动：正常/异常。

腰麻后头痛：有/无。

恶心呕吐：有/无。

皮肤瘙痒：有/无。

肌力、肌张力：正常/异常。

（李武祥　杨文燕）

4.6 术后恶心呕吐

4.6.1 手术因素

妇产科手术，尤其卵巢手术。

腹部手术，尤其胆囊手术。

头颈部手术，包括扁桃体切除或腺样体切除。

眼部手术，尤其斜视手术。

手术时间长。

4.6.2 麻醉方面因素

依托咪脂、氯胺酮诱导。

使用N_2O维持麻醉。

阿片类药物。

腰麻平面T_5以上、低血压、局麻药中加入肾上腺素。

术中补液不足。

面罩给氧致胃扩张。

4.6.3　患者因素

曾有PONV史。

儿童较成人易感。

女性比男性高发。

肥胖。

晕动病史。

4.6.4　恶心呕吐的处理

4.6.4.1　抗多巴胺能药物

酚噻嗪类,异丙嗪12.5 mg肌内注射。

丁酰苯类,氟哌利多0.5 ~ 2.5 mg静脉注射。

4.6.4.2　抗组胺药

赛克利嗪25 ~ 50 mg肌内注射。

4.6.4.3　抗胆碱药

东莨菪碱0.3 ~ 0.6 mg肌内注射。

4.6.4.4　抗5-HT药

昂丹斯琼1 ~ 8 mg口服、肌内注射、静脉注射。

托烷斯琼2 ~ 4 mg静脉注射。

4.6.4.5　其他药物

地塞米松。

（李武祥　陈文栋）

4.7　术后镇痛

4.7.1　超前镇痛

指在开始手术之前就给予镇痛药物,阻断阻滞损伤引起的伤害性传入冲动到达中枢神经系统,阻止或减弱中枢敏化,减轻术后疼痛。

损伤部位局部浸润。

神经阻滞。

区域阻滞。

NSAIDs。

阿片类药物。

NMDA受体拮抗剂(氯胺酮)。

4.7.2　多模式围术期镇痛

指在整个围术期联合应用作用不同的镇痛药、辅助药和镇痛技术,达到最佳的减轻术后急慢性疼痛的疗效。

硬膜外镇痛联合口服或肌注止痛药如NSAIDs、曲马多等。

区域阻止联合口服或肌注止痛药。

区域阻止联合静脉PCA。

术前口服或肌内注射止痛药,术中静脉给予

止痛药,术后硬膜外或静脉PCA。

4.7.3 镇痛药

4.7.3.1 非甾体抗炎药

帕瑞昔布钠,选择性COX-2抑制剂,首次剂量40 mg,静脉或肌内注射,视需要间隔6～12 h给予20 mg或40 mg,每日总剂量不超过80 mg。

氟比洛芬酯,具有靶向、控释、起效快的特点,每次50 mg,每日1～2次,静脉注射或静脉滴注;或3～4 mg/kg用生理盐水配成100 ml,PCA。

4.7.3.2 阿片类镇痛药

吗啡,纯粹的阿片受体激动剂,常用量为每次5～10 mg。

芬太尼,作用机制与吗啡相似,强度为吗啡的100～180倍。术后镇痛20～25 μg/kg。

布托啡诺,新型阿片类镇痛药,激动 κ-阿片肽受体,对μ-受体具有激动和拮抗双重作用。静脉注射剂量为1 mg,肌内注射1～2 mg,3～4 h可重复给药1次,单次剂量不超过4 mg。

地佐辛,强效阿片类镇痛药,镇痛强度、起效时间和作用持续时间与吗啡相当。肌注:成人单剂量为5～20 mg,必要时每隔3～6 h给药1次,最高剂量每次20 mg，最多不超过120 mg/d。静脉注射：初剂量为5 mg，以后2.5～10 mg/(2～4)h。

4.7.3.3 类阿片类镇痛药

曲马多，为人工合成的非阿片类中枢性镇痛药，作用为吗啡的1/10，成人剂量50～100 mg/次，每日2～3次，日剂量最多不超过400 mg，严重疼痛初次可给药100 mg。

（赵国良　邵建林）

第五部分

参考资料

5.1 不同给氧系统 FiO$_2$ 的估计值

表 5-1　给氧系统 FiO$_2$ 估计值

氧流量（L/min）	FiO$_2$ 的估计值（%）
鼻导管	
1	24
2	28
3	32
4	36
5	40
6	44
简易面罩	
5 ～ 6	40

（续表）

氧流量（L/min）	FiO$_2$的估计值（%）
6 ～ 7	50
7 ～ 8	50
贮气袋面罩	
6	60
7	70
9	≥ 80
10	≥ 80

5.2 动脉血气分析基本指标及其参考值范围

表5-2 动脉血气分析

符 号	名 称	单 位	参考值范围
pH	氢离子浓度指数		7.35 ～ 7.45
PaO$_2$	动脉血氧分压	mmHg	80 ～ 100
PCO$_2$	动脉血二氧化碳分压	mmHg	35 ～ 45
BE	碱剩余	mmol/L	0 ± 2.3
TCO$_2$	二氧化碳结合力	mmol/L	22 ～ 29
SB	标准碳酸氢盐	mmol/L	22 ～ 26
AB	真实碳酸氢盐	mmol/L	22 ～ 26
BB	缓冲碱	mmol/L	45 ～ 55
AP	阴离子间隙	mmol/L	8 ～ 16
Na$^+$	钠离子	mmol/L	135 ～ 145

（续表）

符　号	名　称	单　位	参考值范围
K^+	钾离子	mmol/L	3.5 ～ 5.5
Ca^{2+}	钙离子	mmol/L	1.12 ～ 1.32
Cl^-	氯离子	mmol/L	98 ～ 106
Lac	乳酸	mmol/L	0.5 ～ 1.6
Hb	血红蛋白	g/dL	女性 11 ～ 15 男性 12 ～ 16
SO_2	动脉血氧饱和度	%	90 ～ 100
Hct	血细胞比容	%	女性 37 ～ 45 男性 40 ～ 50
$AaDO_2$	肺泡动脉氧分压差	mmHg	5 ～ 15
O_2CT	动脉血氧含量	ml/dl 或 mmol/L	18 ～ 21 6.7 ～ 10.3
P_{50}	血氧饱和度为50％时的氧分压	mmHg	24 ～ 28

5.3　酸碱失衡的诊断

5.3.1　酸碱失衡的分类与命名

　　酸碱失衡分为单纯型和复合型两大类，以 pH、BE、HCO_3^- 和 $PaCO_2$ 为主要指标。

表5-3 酸碱失衡的分类

分类	名 称		代谢性参数（BE、HCO_3^-）	呼吸性参数（$PaCO_2$）	PH
单纯型	代酸		下降	下降（代偿）	下降、正常偏酸
	代碱		上升	上升（代偿）	上升、正常偏碱
	呼酸		上升（代偿）	上升	上升、正常偏酸
	呼碱		下降（代偿）	下降	下降、正常偏碱
二重失常 复合型	相加性	代酸+呼酸	下降	上升	下降
		代碱+呼碱	上升	下降	上升
		代酸+代酸	下降	下降（代偿）	下降、正常偏酸
	对消性	代酸+呼碱	下降、正常、上升	下降、正常、上升	下降、正常、上升
		代碱+呼酸	下降、正常、上升	下降、正常、上升	下降、正常、上升
		代酸+代碱	上升（RA增加）	下降、正常、上升	下降、正常、上升
三重失常	代酸+代碱+呼酸				
	代酸+代碱+呼碱				
	代酸+代酸+呼酸				
	代酸+代碱+呼碱				

5.3.2　各种酸碱失衡的特点

5.3.2.1　单纯性酸碱失衡

表5-4　常用单纯型酸碱失衡的预计代偿公式

原发失衡	原发变化	代偿反应	预计代偿公式	代偿时限	代偿极限
代酸	HCO_3^- ↓	$PaCO_2$ ↓	$PaCO_2=1.5\times[HCO_3^-]+8\pm2$ 或 $\Delta PaCO_2=SBE$	12～24 h	10 mmHg
代碱	HCO_3^- ↑	$PaCO_2$ ↑	$\Delta PCO_2=0.9\times\Delta[HCO_3^-]\pm5$	12～24 h	45 mmHg
急性呼酸	$PaCO_2$ ↑	HCO_3^- ↑	代偿引起HCO_3^-升高3～4 mmol/L	几分钟	30 mmol/L
慢性呼酸	$PaCO_2$ ↑	HCO_3^- ↑	$\Delta[HCO_3^-]=0.35\times\Delta PCO_2\pm5.58$ 或 $SBE=0.4\times\Delta PaCO_2$	3～5 d	42～45 mmol/L
急性呼碱	$PaCO_2$ ↓	HCO_3^- ↓	$\Delta[HCO_3^-]=0.2\times\Delta PCO_2\pm2.5$	几分钟	18 mmol/L
慢性呼碱	$PaCO_2$ ↓	HCO_3^- ↓	$\Delta[HCO_3^-]=0.5\times\Delta PCO_2\pm2.5$ 或 $SBE=0.4\times PaCO_2$	3～5 d	12～15 mmol/L

a. 代偿极限是指单纯型酸碱失衡代偿所能达到的最小值或最大值；
b. 代偿时限是指体内达到最大代偿反应所需的时间。

5.3.2.2　复合型酸碱失衡

所谓复合型酸碱失衡是由各种原因引起的，由两个或两个以上原发改变和相应的代偿改变所构成的酸碱平衡紊乱。通常所说的复合型酸碱失衡是指各个单纯型代谢性酸碱失常与单纯型呼吸性酸碱失常的同时出现。复合型酸碱失衡的改变比较复杂,要根据病因、病程、治疗措施、电解质及酸碱检查结果等,进行动态观察、综合分析,才能做出准确的判断。

5.3.3 酸碱失衡的诊断和分析方法

对酸碱失衡的诊断应了解病史、病程(时间及治疗情况),并对实验室指标(包括电解质等)进行综合分析。一个正确而全面的诊断总是这三者的综合。在血液酸碱测定中,临床医师所能获得的指标很多,但对诊断酸碱失衡最重要的是四项,即 pH、$PaCO_2$、BE 或 HCO_3^- 和 RA(残余阴离子),对这四项指标的分析在诊断中具有重要地位。

5.3.3.1 诊断标准

酸血症 pH < 7.35,碱血症 pH > 7.45;代酸 BE < –3 mmol/L,或 RA > 15 mmol/L。

代碱 BE > 3 mmol/L;呼酸 $PaCO_2$ > 45 mmHg;呼碱 $PaCO_2$ < 35 mmHg。

5.3.3.2　分析方法

可通过pH、BE（HCO_3^-）、$PaCO_2$和RA等指标的数值进行分析判断，整个分析过程如图5-1。

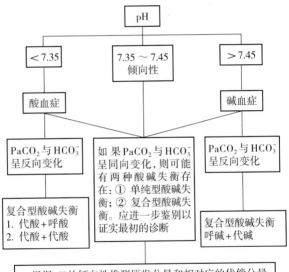

图5-1　酸碱平衡诊断步骤图

5.4 肺功能正常值

表5-5 肺功能正常值

参 数	成人（65 kg）	新生儿（3 kg）
死腔量	2.2 ml/kg	2～3 ml/kg
潮气量	7～10 ml/kg	5～7 ml/kg
分钟通气量	85～100 ml/（kg·min）	100～200 ml/（kg·min）
肺活量	50～55 ml/kg	33 ml/kg
呼吸频率	12～18次/min	25～40次/min
$PaCO_2$	12.6 kPa	9 kPa
PaO_2	5.3 kPa	4.5 kPa

5.5 常用晶体液的成分

表5-6 常用晶体液成分

晶体液	pH	渗透浓度（mmol/L）	Na^+（mmol/L）	K^+（mmol/L）
生理盐水	5.0	308	154	0
5%葡萄糖	4.0	280	0	0
5%葡萄糖+	4.5	430	77	0
乳酸林格液	6.5	280	131	5
8.4% $NaHCO_3$	8.0	2 000	1 000	0
勃脉力A	7.4	294	140	5

（续表）

晶体液	Cl⁻	HCO₃⁻	葡萄糖（g/L）	蛋白（g/L）	热量（kJ/L）
生理盐水	154	0	0	0	0
5%葡萄糖	0	0	50	0	836.8
5%葡萄糖+	77	0	50	0	836.8
乳酸林格液	112	29	0	0	41.84
8.4% NaHCO₃	0	1 000	0	0	0
勃脉力A	98	0	0	0	0

5.6 常用胶体液的成分

表5-7 常用胶体液成分

胶体液	pH	渗透压（mmH₂O）	Na⁺（mmol/L）	K⁺（mmol/L）	Cl⁻
血定安（gelofusine）	7.4	465	154	0.4	125
血代（femaccel）	7.4	370	145	5.1	145
右旋70/0.9% NaCl	4～7	268	154	0	154
右旋70/5%葡萄糖	3.5～7	268	0	0	0
白蛋白	7.4	275	150	2	120
万汶	4～5.5	308	154	0	154

（续表）

胶体液	其他（Mg^{2+} 1 mmol/L, Ca^{2+} 1 mmol/L）	葡萄糖（g/L）	蛋白（g/L）	热量（kJ/L）	半衰期（血浆）
血定安（gelofusine）	Ca^{2+}0.4 Mg^{2+}0.4	0	40	0	4 h
血代（femaccel）	Ca^{2+}6.25	0	35	0	5 h
右旋70/0.9% NaCl	0	0	0	0	12 h
右旋70/5% 葡萄糖	0	50	0	836.8	12 h
白蛋白	—	—	—	401.66	—
万汶	0	0	0	—	—

（赵国良　邵建林）